AF457293

CONCOURS

POUR L'AGRÉGATION

DANS LA FACULTÉ DE MÉDECINE DE MONTPELLIER.

SECTION DE MÉDECINE.

De l'influence de l'habitude sur les maladies.

THÈSE

QUE SOUTIENDRA PUBLIQUEMENT, LE 21 DU MOIS DE MAI 1844,

HENRI PARLIER,

Docteur en Médecine.

MONTPELLIER,

IMPRIMERIE DE VEUVE RICARD, PLACE D'ENCIVADE, N° 3.

1844.

JUGES

DU CONCOURS.

MM.	RECH, *Président*, CAIZERGUES, BROUSSONNET, RENÉ, D'AMADOR,	PROFESSEURS.
	DUPRÉ, ANDRIEU.	AGRÉGÉS.

JUGES SUPPLÉANTS.

MM.	RIBES, GOLFIN,	PROFESSEURS.
	RODRIGUES,	AGRÉGÉ.

COMPÉTITEURS.

MM. PARLIER, BARRE, BOURELY.

DE

L'INFLUENCE DE L'HABITUDE

SUR LES MALADIES.

Avant de commencer, je crois devoir prévenir une confusion qui est dans les mots, mais non pas dans les choses.

Le mot habitude a reçu des significations différentes. Tantôt il désigne tout ce que l'extérieur du corps du malade présente à l'observation du médecin. Dans ce cas, il correspond au mot *habitus* des Latins; il est pris dans le sens d'un tableau de symptômes. Mais ces symptômes, simples effets pathologiques, ne sauraient avoir de l'influence sur la cause qui les a produits ; je n'ai donc pas à m'en occuper.

Plus souvent l'habitude (*consuetudo*) exprime, soit la répétition ou la continuité des mêmes actes ou des mêmes impressions, soit les résultats immédiats de cette répétition ou de cette continuité; de sorte qu'ici elle est prise tantôt pour la cause éloignée, tantôt pour les effets. Il est évident que, dans le cours de ce travail, je devrai envisager l'habitude dans l'une et dans l'autre de ces deux acceptions, suivant les points de vue divers sous lesquels j'étudierai son influence.

De l'habitude considérée en général.

Il est deux faits qu'il importe de mettre en regard l'un de l'autre quand on se pose le problème de l'habitude.

D'une part, l'homme reçoit, en naissant, avec son tempérament et sa constitution, un type particulier de vie et une direction déterminée des forces qui l'animent. Il en est, à cet égard, pour le physique comme pour le moral. La différence des tendances physiologiques et des santés ne peut pas plus être niée que celle des aptitudes intellectuelles et des caractères.

D'une autre part, il entre dans le plan de son existence qu'il soit soumis pendant tout son cours à des influences multiples et diverses qu'il rencontre dans les aliments dont il se nourrit, dans les vêtements dont il se couvre, dans l'air qu'il respire, le climat qu'il habite, la profession qu'il exerce, les exercices auxquels il se livre, et les sentiments dont il est animé.

Incapable de se soustraire aux unes, assez peu sage pour éviter les autres, dans la lutte qu'il soutient avec le monde extérieur et les écarts de sa propre activité, l'homme verrait le fil de ses jours brisé à toute heure s'il n'avait la faculté de se plier aux impressions des puissances qui agissent sur lui.

Aussi la main qui lui a donné l'être a-t-elle accordé au plus grand nombre des actes organiques une certaine latitude, aux lois conservatrices de la vie une certaine élasticité, aux forces vitales comme à l'intelligence une souplesse relative à la variété du monde extérieur et à l'exigence des situations.

C'est dans cette aptitude à se plier aux nécessités extérieures de l'existence qu'est le point de départ de l'habitude; elle forme, selon l'heureuse expression de M. Levy (1), le lien de l'homme avec le milieu dans lequel il doit vivre.

Il y a donc lieu de dire, avec F. Bérard (2), que l'habitude est une loi à laquelle sont soumis l'organisme vivant aussi bien que les facultés morales.

---

(1) Traité d'hygiène, tom. I, pag. 107.

(2) Doctrine des rapports du physique et du moral, p. 591.

Il convient d'ajouter que son application commence en quelque sorte avec la vie, et l'accompagne dans toute sa durée. D'après Stahl (1), elle s'exerce déjà sur l'enfant encore renfermé dans le sein de sa mère, et, comme le fait remarquer Dumas, elle s'associe aux premiers mouvements de celui qui vient d'ouvrir les yeux à la lumière du jour. « Nous sentons presque en naissant l'influence de l'habitude, et nous avons besoin de ses leçons pour employer les forces dont l'exerçice nous est promis avec la vie. Nous ne profitons des objets qui nous environnent que lorsqu'elle nous en a indiqué l'usage; nos membres ne se meuvent que lorsqu'elle en a préparé l'action, et nous ne savons effectivement vivre que lorsque ses instructions répétées nous l'ont appris (2). »

Dans cette éducation dont nous lui sommes redevables, l'habitude ne peut manquer d'acquérir des forces avec l'âge, ne serait-ce que par le retour continuel des mêmes actes et des mêmes impressions. Charron, dans son traité de la sagesse, la représente comme une puissante et impérieuse maîtresse qui plante à la dérobée et comme insensiblement son autorité par un petit doux et

(1) *Theoria medica vera*, p. 397.

(2) Principes de physiologie, t. IV, p. 520.

humble commencement, et qui découvre puis un furieux et tyrannique visage contre lequel il n'y a plus de liberté de hausser seulement les yeux. Fontenelle rendait hommage à sa puissance quand, en entendant parler de l'habitude comme d'une seconde nature, il demandait, avec plus d'esprit que de fondement, où donc était la première?

Le point de départ et l'influence de l'habitude une fois constatés, il convient actuellement d'en étudier les résultats.

Si nous les recherchons dans les sensations de conscience, nous trouverons comme expression, si ce n'est constante, du moins générale des faits, cette loi que, par l'effet de leur répétition ou de leur continuité, ces sensations, quand elles ne dépassent pas les limites de notre réceptivité, s'émoussent et se dépouillent du sentiment de plaisir et fréquemment du sentiment de douleur qui les accompagne. Mais en même temps, dans le cas où elles sont l'objet de notre attention, elles donnent lieu à des perceptions mieux déterminées et plus distinctes. C'est dans ces termes que doit être admise la proposition si controversée de Bichat, que le sentiment est constamment émoussé par l'habitude, tandis que le jugement, au contraire, lui doit sa perfection (1).

(1) Recherches physiologiques sur la vie et sur la mort, p. 38.

ARTICLE TROISIÈME.

Pour bien connaître l'agrégat vivant, il faut savoir l'envisager sous tous les points de vue possibles ; ce n'est qu'à l'aide de cette étude complète qu'on peut parvenir à résoudre les différents problèmes qui se rapportent à son sujet. Malheureusement tous les médecins ne sont pas capables d'embrasser ainsi la science dans sa généralité : beaucoup s'arrêtent à l'observation de faits qu'ils veulent plus tard généraliser, ériger en système.

Le nombre de ces systèmes est considérable, et je n'ai pas l'intention encore moins la prétention de faire connaître tous ceux qui se sont succédé en médecine depuis Hippocrate jusqu'à nous. Je n'ai pas, d'ailleurs, une pareille tâche à remplir ; et que pourrais-je ajouter aux belles pages qu'ont écrites à ce sujet les professeurs Lordat et Caizergues (1)? je me contenterai de quelques considérations rapides.

Il m'a semblé utile, indispensable même, de présenter les principaux d'entre eux : leur étude, je pense, servira à nous démontrer les rapports de la pathogénie avec la thérapeutique.

Hippocrate, qui possédait des connaissances infinies, et qui résumait en lui celle de plusieurs siècles, avait distingué dans le corps :

1° Des parties contenantes (les solides) ;

2° Des parties contenues (les fluides) ;

3° Enfin, une puissance qui donne le mouvement et la vie (*spiritus, anima, impetum faciens*).

Cette distinction, qui est réelle, a donné lieu à trois grandes doctrines qui ont tour à tour dominé la science : je veux parler du solidisme, de l'humorisme, du dynamisme.

---

(1) Des systèmes en médecine et de leur influence sur le traitement des maladies, par le professeur Caizergues. Je dois dire ici que ces deux auteurs, ainsi que Sprengel, m'ont été très-utiles dans la rédaction de cet article.

1° Humorisme.

L'humorisme est, pour ainsi dire, aussi ancien que la science médicale. Déjà, avant que le Père de la médecine eût posé les principaux dogmes de notre art, on avait cru trouver dans les humeurs les causes de nos maladies. Anaxagore attribuait ces dernières aux vices de la bile.

En lisant les œuvres d'Hippocrate, on y retrouve le germe de tous les systèmes qui se sont élevés depuis. Cependant il semble embrasser de préférence l'humorisme. Il attribue les maladies aux qualités des humeurs et aux inégalités de leur mélange. Ces qualités sont considérées par lui comme le moyen organique par lequel la cause agit pour produire la maladie. La santé est due au mélange régulier des quatre humeurs : c'est ce qu'il appelle la crâse. La maladie est le dérangement de la crâse des humeurs (1). Dans différentes parties de ses ouvrages, on peut voir que sa thérapeutique est en rapport avec la manière dont il conçoit la génération des maladies. C'est ainsi que, dans le cas où la maladie est produite par la bile, la pituite, il prescrit d'évacuer par le haut ou par le bas; et ce qu'il y a surtout de remarquable, c'est qu'on voit qu'il se dirige toujours d'après les voies de la nature : *quò natura vergit, eò ducendum est*, dit-il. L'étude de la formation, de la marche, de la tendance des maladies, lui avait tracé son plan de conduite, et, suivant les cas, il agit vers les parties supérieures ou vers les inférieures.

L'humorisme ainsi envisagé doit être conservé. L'observation attentive des principaux actes morbides nous démontre tous les jours combien est grand le rôle des humeurs dans la production, la solution des maladies. Les liquides de l'économie doivent être considérés, en effet, sous le rapport pathologique, comme des causes matérielles qui peuvent donner lieu à différentes maladies d'organes, ou bien à des états morbides généraux. Il suffit de s'élever à la connaissance de cette cause,

(1) Littré, tom. I, pag. 446.

rhagies, sur laquelle j'aurais lieu de m'arrêter, nous en fournira une preuve sensible.

Les effets de l'habitude que nous venons de rechercher dans les rapports qu'elle soutient avec la sensibilité et le mouvement, peuvent être représentés sous l'image de l'association qu'elle établit entre les idées. Chacun connaît l'influence de l'habitude sur la mémoire. Les premiers mots d'un vers, pour employer un exemple déjà présenté par Érasistrate, au témoignage de Galien (1), rappellent involontairement à celui qui le sait les mots qui le terminent. Mais si les états pathologiques qui composent une maladie doivent être rattachés aux modifications de la puissance vitale, et méritent, à ce titre, de recevoir le nom d'idées morbides (2), pourquoi ne point voir, dans le lien qu'introduit entre eux le retour fréquent d'un même ordre d'association, les effets de l'habitude sur la mémoire de l'organisme? Cette manière d'envisager les effets de l'habitude en médecine, légitimée sur les analogies si bien présentées par M. le professeur Lordat des facultés que possèdent les deux dyna-

---

(1) *Galeni*, *de consuetudine*, *quarta classis*, p. 86, *id.*, Vagrisius.

(2) Voy. M. Lordat, doctrine médicale de Barthez, p. 289.

-mismes du système, a le grand avantage, quand elle reçoit une sage application, d'éclairer les problèmes pathologiques des lumières fournies par la psychologie.

Un homme, au moment où il était affecté de fièvre intermittente, fit usage d'une sonde de gomme élastique pour combattre un rétrécissement qu'il éprouvait au canal de l'urètre. Depuis lors, chaque fois qu'il voulait employer le même moyen pour combattre son infirmité, il était pris de nouveau d'accès fébriles, qui ne cédaient qu'à l'usage du quinquina. Ce fait, constaté en 1809, dans les salles du professeur Bourdier, à l'Hôtel-Dieu (1), est un exemple singulier de cette mémoire pathologique dont je viens de parler.

J'ai touché par anticipation à une question qu'il me faut actuellement reprendre : considérée dans son principe initial, l'habitude acquise se présente comme la conséquence d'un changement. Mais ce changement, où s'opère-t-il ? est-ce dans l'agrégat matériel ou dans les forces du système ? Si nous ne considérions l'habitude que dans ses effets continus, et qui semblent surtout affecter l'organisme dans sa réceptivité, tels que les changements

(1) Voy. thèse de Paris, influence de l'habitude dans quelques maladies et de leur traitement, par M. Bourrousse, 1809.

qu'introduisent par leur action prolongée un régime uniforme, l'habitation dans un même climat, une profession déterminée, des exercices identiques, à la rigueur, pourrait-on les rattacher à la modification introduite dans les fluides et les solides de l'économie? C'est ce que professe Hoffmann et que semble admettre Galien dans le traité que j'ai déjà indiqué, quand examinant l'influence des aliments, il l'attribue à la prédominance des humeurs que ces éléments font prévaloir. Mais, si on fait attention aux effets de l'habitude sur les mouvements, au penchant à les exécuter qu'elle développe, à la périodicité dans laquelle elle les ramène fréquemment, à tout ce côté de ses effets qui porte principalement sur l'activité de l'organisme, et met en relief sa spontanéité, on est forcé de reconnaître qu'elle ne se prête pas à une application matérialiste. Car tout changement matériel est permanent tant qu'il subsiste, et, dès lors, il ne peut rendre raison de l'intermittence ou de la périodicité. Ceux qui veulent rattacher immédiatement à une altération matérielle des tissus et des fluides les maladies caractérisées par des retours intermittents, oublient, dans leur déduction incomplète, la modification dynamique qui forme le chaînon nécessaire pour les conduire de la cause éloignée à l'appareil des symptômes. Cette modification des forces de la vie, qui les rend tantôt accessibles et tantôt indifférentes à l'impression de la cause matérielle toujours présente au sein de l'économie, peut seule expliquer les intervalles de calme qui séparent les accidents pathologiques. Ce sont donc les forces qui, conservant la mémoire des temps de trouble et de repos qu'elles ont successivement parcourus, contractent graduellement l'habitude morbide dont les effets se font ressentir à tout le système, et se continuent même au-delà de l'époque où la cause matérielle qui en a été l'occasion a cessé d'exister.

En principe, la matière reçoit le mouvement, mais elle ne peut en prendre l'initiative. Voilà pourquoi les corps, tant qu'ils sont mus par des forces qui leur sont extérieures, ne sont pas susceptibles d'habitude. L'habitude ne commence qu'avec ceux qui sont animés par une force intérieure, *vis insita* (1). Faible, mais déjà saisissable dans les plantes, elle s'élève avec l'échelle des animaux, et montre toute son énergie dans l'homme.

De l'influence de l'habitude sur les maladies au point de vue de leur formation.

I. L'habitude, mise en regard d'une maladie qui

---

(1) Voyez Stahl et M. Ravaison : de l'habitude.

qui, sous le nom de vitalisme, de dynamisme, confondent des systèmes si différents.

C. Perrault, et ensuite Stahl, ont regardé l'âme pensante comme la cause de tous les phénomènes vitaux. Tout le système des stahliens repose sur les déterminations spontanées d'un principe intelligent et prévoyant. D'après cela, la fièvre, l'inflammation, les hémorrhagies, sont autant de moyens que ce principe se ménage, le plus souvent, pour l'élimination des causes morbifiques. Comme on peut le prévoir, tout l'art du médecin ne consiste ici qu'à suivre ces mouvements salutaires, à les aider, les faciliter, les compléter. « Les idées exagérées des naturistes, dit le professeur Caizergues, sur la nécessité et l'utilité constante du concours d'un principe conservateur, et sur les avantages qui résultent, le plus souvent, de la plupart des actes morbides, les ont obligés de prescrire des règles de traitements timides, bornés et insuffisants (1). » D'un autre côté, pour qui veut bien observer les différents actes morbides, il sera facile de reconnaître que, s'il en est qui sont en rapport avec les intérêts du malade, et qui ont pour but sa conservation et son retour à la santé, il en existe beaucoup d'autres aussi qui semblent s'opposer aux différents efforts curateurs de la nature médicatrice, et qui triompheront inévitablement, si l'art n'intervient d'une manière énergique. Se reposera-t-on sur ce principe intelligent et conservateur dans ces fièvres intermittentes pernicieuses qui emportent le malade au second ou au troisième accès? Que fera la nature pour la guérison de la plupart des maladies chroniques, si le praticien ne met en usage des moyens convenables et long-temps continués ?

Sans doute nous reconnaissons, avec Stahl, l'existence d'une âme pensante, du sens intime, comme on l'appelle dans cette École. Mais il nous répugne d'admettre que cette âme préside à toutes nos fonctions. Pouvons-nous volontairement agir sur la circulation, la respiration, la sécrétion? Cependant, qu'on ne pense pas que nous voulions

---

(1) Ouvr. cit., pag. 28.

nier l'action du moral sur nos forces vitales. Qui ne sait que nos sécrétions peuvent être troublées, que des maladies graves peuvent se déclarer par suite d'une émotion morale?

Nous sommes donc forcés de reconnaître l'existence d'une force particulière, la puissance vitale présidant essentiellement à la vie organique, animant le solide comme le fluide, puissance vitale qui peut être modifiée de différentes manières, et dont les modifications pathologiques constituent les affections. C'est par l'étude attentive et réfléchie de ces forces qui nous animent qu'on peut comprendre la variabilité, la mobilité de nos phénomènes vitaux. Voilà comment on arrive à la connaissance de l'unité actuelle de notre système avec multiplicité d'actions. N'est-ce pas dans ce sens qu'Hipocrate disait : *morbis omnibus modus unus est.* Cependant hâtons-nous d'ajouter que ces modifications de la puissance vitale se manifestent par des phénomènes on ne peut plus variés : de là toutes ces individualités morbides qu'observe tous les jours le praticien.

Ainsi donc, ce n'est pas en se basant sur une hypothèse, ce n'est pas en étudiant seulement les altérations des humeurs ou des solides, qu'on pourra posséder la science dans son ensemble; pour arriver à un pareil résultat, nous devons nous rappeler qu'au-dessus de l'élément organique, du solide comme du fluide, existent des forces particulières qui animent ce tout, qui président à la santé comme à la maladie. « Les éternelles disputes des humoristes et des solidistes doivent être terminées, dit le professeur Lordat, par la considération des affections de la cause conservatrice des solides et des fluides; par la considération des altérations des unes et des autres, qui sont le résultat de l'impuissance et des déterminations de cette cause; et par la considération de l'harmonie avec laquelle marchent communément les phénomènes corrélatifs dans les solides et dans les fluides (1). »

Nous venons de voir que les trois grands éléments qui entrent dans la composition du corps vivant ont été pris chacun tour à tour comme

---

(1) Exposition de la doctr. méd. de Barthez.

le domaine de l'habitude. C'est donc avec le concours de son influence habilement dirigée qu'on peut espérer d'atténuer l'excès des tempéraments, corriger la faiblesse ou la susceptibilité des organes, ramener l'harmonie de la constitution, maintenir les forces à un degré convenable, dissiper les prédispositions, arracher de l'organisme ou du moins laisser sommeiller les germes héréditaires.

C'est à l'hygiène surtout que l'art s'adresse pour être dirigé dans l'emploi des aliments, des vêtements, des habitations, des climats, des exercices et même des professions. Les professions méritent, de sa part, une attention particulière, autant par la continuité de l'influence qu'elles exercent, que parce qu'elles composent, pour ceux à qui les travaux manuels sont une nécessité d'existence, la plus grande partie des moyens hygiéniques dont ils peuvent user dans l'intérêt de leur santé. M. Cadet Gassicourt a donné, sur ce sujet, des conseils qu'on me permettra de reproduire : on doit éloigner des ateliers de chandeliers, de verriers, d'imprimeurs, etc., ceux dont la poitrine mal conformée annonce des dispositions à la phthisie pulmonaire; conseiller l'état de boucher à ceux dont la fibre molle et la pâleur habituelle décèlent un tempérament phlegmasique; dans les tanneries, employer ces ouvriers aux opérations relatives au tan et à ses produits : cette matière astringente peut agir utilement sur eux. Les métiers de forgeron, de serrurier, de taillandier, sont aussi très-avantageux aux individus débiles, parce qu'il se dégage, dans les ateliers, des particules ferrugineuses qui sont très-toniques et fortifient les organes : on devrait commencer par le travail de la lime, qui est peu fatigant. Les jeunes gens qui ont la poitrine étroite, serrée, aplatie, pourraient parvenir à la dilater en frappant du marteau, en ramant, en pilant et en sonnant. C'est ainsi qu'en adoptant certaines professions, il serait possible de donner du développement à des parties naturellement trop faibles, et de prévenir des maladies (1).

Ramazzini, en parlant des maladies des tisserands, fait remarquer que la manière dont les femmes travaillent au tissage est très-pénible ; qu'elles y emploient les deux mains, les bras, les pieds, le dos, tout le corps ; qu'elles ont l'avantage de voir couler leurs règles avec abondance et facilité. Aussi, ajoute-t-il, lorsque quelques jeunes filles viennent me consulter pour des suppressions ou des retours irréguliers de règles, je les renvoie aux femmes des tisserands plutôt qu'aux médecins (2).

(1) Traité des maladies des artisans ; Patissier, introd., p. XLV.

(2) *Ibid.*, p. 383.

II. Galien, dans son traité de l'habitude, cite le passage du Timée dans lequel Platon engage à exercer les puissances dont notre corps est animé, de manière à ce qu'elles associent dans un degré modéré les mouvements auxquels elles président. Il montre les avantages qu'on retire de cette association des modes divers de notre activité; il pose cette loi que l'usage donne des forces, que le repos entraîne leur résolution et énerve. *Usus robur addit, otium dissolvit et enervat.* Mais il prévient, en s'étayant des enseignements d'Hippocrate, que cet usage ne doit pas amener la fatigue, dépasser les limites de la modération et la forme d'un emploi convenable, sans quoi il perd de son utilité en proportion qu'il s'éloigne de ces termes, et épuise la source même des forces.

On voit donc que, de même qu'à côté de l'emploi modéré et légitime des habitudes se trouvent leurs excès, de même aussi à côté de leurs avantages viennent se placer leurs périls. Ce nouveau point de vue, sous lequel je les envisage actuellement, n'est pas sans importance en médecine; car il nous enseigne quels sont les dangers que nous devons fuir, ou du moins essayer de combattre, dans le cas où ils nous sont imposés par la nécessité de notre position.

Que, sous l'impression contraire ou répétée d'une même influence délétère, le danger varie avec les individus; c'est ce dont nous sommes déjà prévenus par ce qui précède; car l'effet ressenti est le résultat composé de cette influence elle-même et des dispositions particulières aux sujets. Nous voyons qu'ici, comme toujours, nous devons mettre en regard la cause identique pour tous, et les conditions personnelles qui diffèrent de l'un à l'autre. Cela nous explique comment un même modificateur habituel peut détruire la santé chez l'un, la respecter chez l'autre, et même, chez un troisième, devenir nécessaire pour le maintien de la santé. Dans ces derniers, l'antagonisme a fait place à une relation harmonique.

Essaierai-je maintenant d'indiquer comment une influence habituelle peut devenir cause directe de maladie? Si je voulais entrer dans ces détails, ma tâche serait impossible. En tenant compte des tempéraments, de l'état des forces, de la prédominance des organes, des prédispositions et des vices diathésiques, on peut entrevoir, dans une vue d'ensemble, que les influences habituelles sont susceptibles d'exercer plusieurs genres d'action. En effet, elles peuvent d'abord exagérer les tempéraments. C'est ainsi que l'usage des aliments fournis par le règne animal, associé à des habitudes d'oisiveté, la profession de boucher, qui fait vivre celui qui l'exerce dans une atmosphère chargée d'émanations nutritives, sont capables de porter le tempérament des causes physiques, c'est-à-dire la liaison constante, et non pas nécessaire, des faits entre eux. Le divin Vieillard n'a jamais voulu démêler par quel rapport nécessaire un fait tenait à un autre fait ; quel lien caché il y avait entre une constitution atmosphérique donnée et une constitution nosologique régnante. Il lui a suffi de constater leur correspondance invariable : c'est, du reste, tout ce que l'humanité a besoin de connaître, et tout ce que la saine raison est en droit d'exiger (1). »

ARTICLE CINQUIÈME.

« La connaissance des constitutions forme la base et le principe de l'art du praticien. Sans elle, il errera dans l'étude des maladies ; avec ce guide, non-seulement il distinguera leur nature, mais il apprendra à les prédire (2). »

Le professeur Broussonnet nous fait connaître, dans ce peu de mots, toute l'importance de l'étude des constitutions, et pour l'intelligence de la génération de beaucoup de maladies, et pour la thérapeutique à leur opposer. Tous les véritables praticiens sont aussi d'accord sur ce point, qui a été sans doute exagéré par quelques-uns, mais qui a été trop négligé par beaucoup d'autres. C'est surtout dans l'étude des saisons, des climats, qu'Hippocrate est réellement admirable et digne d'être médité tous les jours. « Ses observations, dit avec juste raison le professeur d'Amador, sur les maladies populaires, sur l'influence des climats et des saisons, aussi bien que sur la combinaison de tous ces agents, n'ont pas encore vieilli : en les parcourant, on croit lire des ouvrages du 19me siècle, et l'on oublie que leur auteur était le contemporain de Socrate et de Platon (3). »

---

(1) Ouv. cit., pag. 20.

(2) Broussonnet, tableau élémentaire de séméiologie, pag. 20.

(3) Ouv. cit., pag. 20.

pour deux. Entre ses deux repas, il mangeait, en outre, un pain de six livres et six petits fromages.

Les habitudes morbifiques exercent encore leur action en favorisant la faiblesse ou la prédominance relative d'un organe. Les travaux exagérés de l'esprit, qui laissent le corps dans l'inaction et provoquent des mouvements fluxionnaires vers l'encéphale, sont surtout fâcheux à ceux qui sont prédisposés à ces affections. Ceux qui, par suite de la défectuosité de leurs extrémités inférieures, prennent l'état de tailleur d'habits, s'exposent à avoir leurs jambes toujours plus maigres et plus faibles, à souffrir d'un engourdissement dans les cuisses, de la névralgie sciatique et de la claudication, en même temps qu'ils se préparent des maladies des organes thoraciques.

Les habitudes peuvent aussi déterminer la formation de la maladie en favorisant l'activité des prédispositions et des germes morbides. C'est ainsi que les personnes disposées aux affections nerveuses, celles qui portent dans leur sein le germe des tubercules, de la goutte, ou du cancer, peuvent trouver, dans les qualités du climat, de l'alimentation, du genre de vie, des sensations auxquelles elles sont soumises, des influences habituelles qui développent le principe de leurs maux.

Je ne me flatte pas d'avoir énuméré tous les modes d'action des habitudes morbifiques. A part celles que j'ai déjà indiquées, il en est qui tendent à troubler la santé en soumettant l'organisme aux écarts d'une activité dépravée, comme la masturbation; d'autres l'exposent à l'action délétère d'agents hostiles à l'économie, comme les professions qui font usage du mercure, du plomb, du cuivre, etc.; d'autres encore laissent le corps dans l'inaction, l'énervent, et le rendent incapable de se défendre contre l'impression des causes extérieures et les conséquences de sa propre inactivité. Tout le monde sait, dit Barthez, combien les hommes qui ne font que peu ou point d'exercice mènent une vie précaire, et sont disposés aux maladies, surtout chroniques.

III. Jusqu'ici, les habitudes ont été considérées dans leur antagonisme avec l'ensemble des conditions propres à celui qui les subit. Il convient maintenant de les considérer dans les relations harmoniques qu'elles établissent avec lui, dans la forme de santé qu'elles contribuent à lui imprimer, et dans les besoins dont elles sont l'origine. Que l'habitude finisse par rendre nécessaires les objets dont on a fait un long usage; qu'elle produise même cet effet à l'égard de ceux qui, dans le principe, excitaient la répugnance ou étaient susceptibles d'exercer une influence nuisible, c'est une vérité que confirme l'expérience de tous les jours. Avec Hoffmann (1), je citerai comme exemple l'usage si commun de fumer le tabac, dont les premiers essais ne sont pas toujours exempts d'accidents, et celui de prendre l'opium que contractent les Orientaux dès leur enfance, et qui peut acquérir un tel empire, qu'il entraîne la mort s'il n'est pas satisfait.

Le sommeil, la faim, la soif, l'émission au dehors des produits de nos fonctions excrémentitielles, sont des besoins naturels ; mais l'attention de les satisfaire à des heures déterminées, toujours les mêmes, donnera lieu à une habitude de périodicité qui sera encore un besoin ; enfin, l'ordre établi dans les occupations, l'emploi méthodique de la journée pourra, par son retour uniforme, exiger lui aussi sa satisfaction.

Ces effets de l'habitude n'ont pas échappé à l'observation d'Hippocrate ; il les a consignés dans les aphorismes suivants : les personnes faites à supporter des travaux journaliers les tolèrent, quoique faibles ou âgées, mieux que des gens forts et jeunes qui n'y sont pas faits. Les choses auxquelles on est accoutumé depuis long-temps, lors même qu'elles sont moins bonnes que les choses inaccoutumées, nuisent moins d'ordinaire ; mais il faut aussi passer aux choses inaccoutumées (2).

---

(1) *Oper. omn.*, tom. I, p. 137.

(2) Aphorismes 49 et 50, section 2.

La conséquence de cette relation harmonique, de ce besoin créé par l'habitude, c'est qu'à mesure que l'économie s'y associe, elle en réclame avec plus d'exigence la satisfaction. Tout changement qui, ayant le double résultat de la soustraire aux influences qui lui sont devenues nécessaires, et de la soumettre à des influences nouvelles auxquelles elle n'est pas habituée, sera donc susceptible, quand il est grand et subit, de devenir pour elle cause de maladie. De là, ce grand principe étiologique : les maladies sont engendrées par les changements des saisons, et dans les saisons par les grandes alternatives du froid et du chaud, et ainsi du reste (*de hum.*) (1). L'exemple fourni par les changements brusques des saisons est applicable à tous les genres d'habitude. Le traité du régime dans les maladies aiguës nous fournit l'occasion de voir, par la description que donne Hippocrate des troubles causés par les changements dans le mode d'alimentation accoutumé, le soin avec lequel il avait étudié, sous ces principaux points de vue, les effets de l'interruption brusque des habitudes.

L'histoire de l'acclimatement des Européens dans les pays chauds nous en offre un tableau frappant. Transporté, après quelques mois de traversée, dans

(1) Sect. 3, aph. 1.

un climat tout autre, l'étranger est surpris par l'impression toute nouvelle de la température, des usages, des causes endémiques de maladie. Tout l'étonne, l'éprouve, et ce n'est qu'après deux années employées à se plier à ces nouvelles influences, qu'il parvient, à travers les plus périlleuses transformations, à se mettre au rhythme du pays.

Les professions sont aussi l'objet d'un besoin, surtout pour les industriels qui, absorbés par leurs travaux et le désir de se procurer la fortune ou l'aisance, sont demeurés étrangers à la culture des lettres et aux jouissances de l'esprit. Par l'effet d'une cruelle déception, ils trouvent, dans le repos qu'ils ont tant ambitionné, le principe d'une inquiétude secrète et d'un vide accablant; et s'ils ne parviennent à se créer de nouvelles habitudes, ils finissent par ressentir les atteintes de la maladie, et, si nous en croyons le docteur Martin jeune, de Lyon, par éprouver des altérations organiques qui se forment en silence et les frappent à leur insu (1).

Si les habitudes exercent sur nous une si grande influence, nous devons nous appliquer à ne pas leur laisser prendre un empire absolu : c'est la première conséquence qui s'en déduit. C'est dans ce

---

(1) Voyez, à ce sujet, de l'habitude; par le docteur Martin jeune, de Lyon.

sens, sans doute, que Rousseau a pu dire : « la seule habitude qu'on doive laisser prendre à l'enfant est de n'en contracter aucune. » Celse a dit encore (1) : « *Sanus homo et qui benè valet : et suæ spontis, nullis obligarse legibus debet; ac, neque medico, neque iatralepta agere. Hunc oportet varium habere vitæ genus : modo ruri esse, modo in urbe, sæpius in agro; navigare venari. Quies ære interdum, sed frequenter se exercere.... prodest jam interdum balneo, interdum aquis frigidis uti; modo ungi, modo id ipsum negligere; nullum cibi genus fugere, quo populus utetur; interdum in convictu esse, interdum ab eo se retrahere; modo plus justo, modo non amplius adsumere.* »

En second lieu, il convient de respecter les habitudes acquises, seraient-elles mauvaises, surtout chez les personnes âgées qui ne pourraient se plier à des habitudes nouvelles quoique meilleures, et, suivant l'observation de Galien, n'auraient pas le temps d'en recueillir les bienfaits.

Enfin, dans les changements qu'on croit nécessaire d'opérer, il convient de procéder avec prudence, avec lenteur et par des transitions ménagées; prenant en cela modèle sur la nature qui, dans le cours régulier des saisons, les fond pour ainsi

---

(1) Liv. Ier, chap. 1er.

dire l'une dans l'autre par d'insensibles gradations. « Évacuer, ou remplir, ou échauffer, ou refroidir, ou d'une façon quelconque troubler le corps avec excès et subitement, est chose dangereuse, et partout l'excès est l'ennemi de la nature; mais il est prudent de procéder par gradation, surtout s'il s'agit de passer d'une chose à une autre (1). »

Influence de l'habitude sur les maladies, une fois qu'elles sont formées.

I. Les maladies, par leur présence, peuvent devenir elles-mêmes des causes d'habitude. La durée des impressions qu'elles déterminent, la répétition des actes qui les constituent, le mode d'association de ceux-ci, remplissent, en effet, les conditions que nous avons reconnues nécessaires à sa formation.

Il importe donc d'en rechercher les effets, soit dans les changements qu'elle apporte dans le mode de sensibilité et de réaction du malade, soit dans la disposition qu'en reçoivent les maladies à se continuer ou à se reproduire, soit encore dans la direction particulière qu'elle imprime aux actes de leur solution.

Et d'abord, les effets de l'habitude sur la sensibilité se retrouvent ici avec tous leurs avantages.

---

(1) Hippocrate, aphor., sect. II, pag. 51.

Sous son influence, la douleur, en se continuant, perd de son intensité et devient supportable; elle s'efface même quelquefois. C'est ainsi qu'on voit des organes s'accoutumer au contact d'un corps étranger introduit dans leurs tissus, après en avoir été, dans le principe, vivement affectés. La présence d'une sonde dans le canal de l'urètre cause d'abord une impression très-pénible; elle est supportée avec difficulté, et cependant elle finit, après un certain temps, par ne causer aucune douleur. Il en est de même lors de l'introduction, dans le canal nasal, d'une canule métallique pour la guérison de la fistule lacrymale. Les exemples de balles logées dans différentes parties du corps, et qui, après le premier orage causé par leur introduction, ont pu y faire un long séjour sans porter une grave atteinte à l'accomplissement de leurs fonctions, ou même en les laissant dans toute leur liberté, ne sont pas très-rares. Un os luxé produit dans le moment une douleur vive; insensiblement les parties qui ont été fortement distendues se prêtent à cet effet. Qui pourrait méconnaître, dans ces cas, les bienfaits de l'habitude?

Les lois de l'habitude donnent l'explication de la grande différence généralement observée dans les effets produits par les altérations organiques, suivant que celles-ci se forment rapidement ou avec lenteur. Tandis que leur prompt développement surprend l'organisme et détermine des troubles fonctionnels ; leur formation lente et graduelle, en l'habituant insensiblement à leur impression, lui permet de se maintenir dans son rhythme physiologique

Les beaux travaux de M. le professeur Lallemand sur l'encéphale, fournissent des exemples d'altérations cérébrales qui, pendant la vie, n'ont donné aucun signe de leur présence; les autres viscères importants de l'économie ont offert aussi des altérations organiques, même considérables, qui sont demeurées inaperçues jusqu'à la mort. Ne voyons-nous pas souvent les vices de conformation, les déviations de la colonne vertébrale se former peu à peu sans aucun préjudice pour la santé? leur développement brusque eût amené les désordres les plus violents.

Tous ces faits se rattachent directement à l'influence de l'habitude. Nous y reconnaissons les effets qu'elle produit sur la sensibilité.

L'habitude ne borne pas ses bienfaits à faire taire la douleur causée par la présence des corps étrangers, et à nous familiariser au développement graduel des altérations organiques : nous lui devons encore, en outre, de nous accoutumer à être souvent et même toujours malades, et de conserver toutefois, avec l'existence de certains états pathologiques, quelque chose qui ressemble encore à la santé. Cette accoutumance, qui endort notre sentiment à plusieurs maux, mérite bien que nous la considérions, avec Montaigne, comme un très-favorable présent de la nature. Elle se rencontre surtout chez les femmes. Il en est un grand nombre parmi elles qui éprouvent des souffrances presque continuelles, et qui parviennent néanmoins à un très-grand âge avec des infirmités qui feraient bientôt périr les hommes les plus robustes. Leur vie serait déplorable si l'habitude ne la leur rendait supportable. Zimmermann, à qui j'emprunte ces observations, ajoute que ceux qui ont déjà souffert de la maladie supportent infiniment mieux leurs douleurs que ceux qui ne l'ont jamais connue, quoique les premiers soient d'un tempérament sensible, et ceux-ci d'un tempérament fort dur. C'est ainsi que l'habitant des pays marécageux se familiarise avec la fièvre intermittente, au point de reprendre ses occupations journalières dès que l'accès a cessé; tandis que, saisi par la même fièvre en traversant ces contrées, le voyageur éprouve des accidents et quelquefois des complications funestes qui le condamnent au tombeau.

Cette différence dans les effets des maladies, suivant qu'elles atteignent ceux qui leur sont demeurés jusqu'alors étrangers, ou qu'elles frappent les personnes qui ont contracté l'habitude d'être malades, a fixé l'attention de Stahl, qui en recherche la cause. Le degré des forces ne peut pas la fournir, car les personnes habituées à la maladie sont valétudinaires, les attaques qu'elles éprouvent sont plus nombreuses et plus fortes, et cependant elles y résistent; et si elles ne recouvrent pas une santé parfaite, du moins conservent-elles la vie : tandis qu'il est passé en proverbe que ce sont les gens les mieux portants que les maladies frappent avec le plus de violence, et qui meurent le plus tôt au milieu d'accidents graves. Une raison meilleure se puise dans les effets même de l'habitude sur le mouvement; car les affections devenues habituelles consistent en grande partie en des mouvements actifs qui, par un exercice fréquent, sont devenus plus prompts et mieux réglés, et risquent moins, par la suite, de causer quelque dommage par leurs écarts, ou de laisser à la matière la faculté de nuire en l'attaquant d'une manière moins directe et moins convenable (1).

Ainsi le mode d'action de l'habitude dans la tolérance qu'elle procure au malade à l'égard de la maladie, rentre dans le double effet que nous lui avons reconnu dès le principe. D'une part, elle tempère sa sensibilité et le familiarise avec sa présence; d'un autre côté, elle perfectionne

(1) Stahl, théor. méd. v., pag. 493 et suiv.

les mouvements synergiques qui constituent la réaction, et prépare leur succès. Il est donc vrai qu'il y a une éducation qui nous apprend à nous défendre contre la maladie; et cette éducation c'est la maladie elle-même qui nous la donne, essayant ainsi d'atténuer le mal qu'elle nous fait, en nous exerçant à lutter contre elle. Il suit de là que, toutes choses égales d'ailleurs, les maladies auxquelles nous sommes accoutumés sont celles qui nous sont le moins nuisibles et dont les crises sont le mieux assurées.

II. Mais, par une fâcheuse coïncidence, la maladie ne peut nous donner ces enseignements sans contracter elle-même l'habitude de se reproduire. Cette tendance à des retours subséquents contractés par son existence antérieure, forme un autre côté de l'habitude que je vais actuellement envisager.

Que les maladies, par l'effet de l'habitude, soient disposées à persister ou à se reproduire, c'est ce qu'on serait en droit d'admettre *à priori*; car les mouvements qui entrent dans leur composition doivent les soumettre à la même influence qu'ils reconnaissent eux-mêmes. Mais indépendamment de toute considération théorique, les faits viennent confirmer cette vérité. Si on excepte quelques maladies spécifiques que la nature de leur cause essentielle place dans une catégorie particulière, parmi les autres, il n'en est peut-être point qui ne reconnaissent l'influence de l'habitude, soit qu'elles prolongent leur durée, soit surtout qu'elles acquièrent du penchant à leur retour. Faut-il citer des exemples ? Parmi les maladies inflammatoires ou catarrhales, l'ophthalmie, le coryza, l'angine, le catarrhe bronchique, sont susceptibles, comme chacun sait, ou de revêtir la forme chronique, ou, par l'effet de leur présence, de faire naître, chez ceux qui en sont affectés, une disposition à les éprouver de nouveau. Or, l'état chronique ne peut-il pas être considéré, dans plusieurs circonstances, comme une habitude contractée par les mouvements fluxionnaires à se porter sur l'organe affecté, même après la destruction des causes qui leur avaient donné naissance ? On pourrait dire alors qu'ils n'ont d'autre motif à se perpétuer que l'impulsion même qu'ils ont reçue. Les maladies cutanées, comme l'enseigne M. Baumès, sont susceptibles de présenter un état analogue. Quelle que soit la cause externe ou interne qui leur a donné naissance, elles peuvent, quand elles durent longtemps, malgré la cessation de la cause ou des conditions morbides qui les avaient déterminées et les entretenaient, persévérer comme une habitude acquise à la peau, et qui n'a d'autre raison d'existence que la continuation des mouvements pathologiques antérieurs.

La reproduction des maladies inflammatoires ou catarrhales est favorisée par un double fait ; savoir : l'impression que conserve l'organe qui en a été affecté, et le penchant qu'ont contracté les forces du système à reproduire, dans l'ordre qu'ils ont déjà observé, les actes constitutifs de la fluxion. Ce sont là deux éléments de l'habitude dont la formation d'une maladie est susceptible de faire naître le principe, surtout si son impression a été vive et de longue durée, et que ses retours ultérieurs ne manqueront pas de développer.

Après avoir parlé des mouvements fluxionnaires, il est naturel que j'indique les hémorrhagies. On sait avec quel soin Stahl s'est appliqué à signaler l'influence que l'habitude exerce sur elles, les époques déterminées qu'elles observent fréquemment dans leur apparition, malgré les changements qui peuvent s'opérer dans les conditions matérielles de l'organisme. Cette influence de l'habitude s'exerce sur celles qui ont été provoquées par quelques circonstances particulières, aussi bien que sur celles qui se sont établies spontanément. On peut l'observer non-seulement dans le retour, mais encore dans le cours de leurs attaques. C'est ainsi qu'une hémorrhagie qui, au moment où elle s'est établie, semblait dépendre de la pléthore, peut entraîner une perte assez considérable de sang pour amener l'anémie, et toutefois persister encore jusqu'à mettre les jours du malade en danger. N'est-il pas naturel, dans ce cas, de voir l'habitude maintenir le mouvement hémorrhagique, indépendamment de la cause qui, primitivement, lui a donné naissance? Dans les cas d'hémorrhagies qui se succèdent à des époques déterminées, l'influence de l'habitude semble, à la vérité, s'accroître avec la périodicité. Car, d'après l'observation de Cabanis, la nature animale est singulièrement disposée à l'imitation, et on peut lui appliquer au physique ce qu'il dit du moral, qu'elle s'imite surtout elle-même, c'est-à-dire qu'elle a un penchant remarquable à répéter les actes qu'elle a exécutés; qu'elle les répète d'autant mieux qu'elle les a répétés plus souvent, et qu'enfin elle les répète aux mêmes époques et dans le même ordre de succession, par la simple habitude qui a coordonné ces mêmes actes dans son souvenir.

C'est sans doute à cause de la périodicité qui règle leur retour, et de la coordination qui enchaîne les actes dont elles se composent, que les fièvres intermittentes se prêtent si bien à l'influence de l'habitude. Cette vérité a pour elle l'expérience de tous les jours. Grant en présente l'analyse dans ses recherches sur les fièvres (1); il la rapproche des

(1) Tom. I, p. 77.

affections spasmodiques, montre l'analogie d'influence que l'habitude exerce sur ces deux ordres de maladie, et explique, par ses effets, la continuité des retours fébriles quand la cause matérielle qui a déterminé l'apparition des premiers accès a déjà cessé d'exister.

Grant nous a signalé l'analogie des fièvres et des maladies spasmodiques. L'influence de l'habitude sur celles-ci ne saurait donc nous étonner. Zimmermann nous prévient qu'un sujet attaqué d'une maladie convulsive sera, la plupart du temps, exposé à une récidive à la moindre occasion. Les esprits vitaux, déterminés à prendre un cours rapide vers telle ou telle partie, s'y portent d'autant plus facilement qu'ils ont déjà pris cette route. Cullen (1), qui admet que les mouvements de l'épilepsie, d'abord simulés, peuvent, par leur fréquente répétition, amener une épilepsie réelle, reconnaît, à plus forte raison, que cette maladie est susceptible d'être entretenue uniquement par la puissance de l'habitude.

A ces grandes familles de maladies que je viens d'indiquer, j'en joindrai quelques autres qui reconnaissent aussi l'influence de l'habitude. Je citerai la disposition aux avortements, introduite dans l'organisme par un premier accident de ce genre,

---

(1) Élém. de méd. prat., tom. II, pag. 34.

les dartres, les ulcères chroniques à la peau, les vomissements, les diarrhées. Parmi ces affections, plusieurs semblent nécessaires à la conservation de la santé, et sont envisagées, dans ces cas, comme des maladies qu'il est dangereux de guérir.

L'influence de l'habitude introduite dans l'économie par la présence d'une maladie doit nécessairement varier suivant la durée et l'intensité de celle-ci, sa nature, sa fréquence, et aussi suivant les conditions propres au malade. Ses effets doivent donc être différents : tantôt il en résultera une simple aptitude à ressentir plus vivement l'action des causes qui ont déterminé antérieurement la maladie ; tantôt ce sera une disposition à la reproduire, même sous l'impression de causes différentes ; tantôt enfin le penchant sera si vif, qu'il ramènera la maladie spontanément. Il en est de ceci comme des effets de la mémoire. Les épidémies fournissent l'occasion de constater l'influence de l'habitude sur la reproduction des maladies ; car il est d'observation qu'elles excitent généralement celles auxquelles on était déjà prédisposé, tout en leur imprimant le caractère propre à l'affection régnante.

L'influence de l'habitude doit encore être appréciée sous deux rapports différents : suivant qu'elle constitue l'élément de la maladie, l'affection à laquelle celle-ci correspond, ou qu'elle établit entre la maladie et l'organisme une telle relation que, dans les conditions où celui-ci se trouve, la maladie lui est devenue nécessaire. Ce sont, en effet, deux points de vue différents que l'on n'a peut-être pas toujours suffisamment distingués. Qu'ils se confondent fréquemment, cela doit être : des sueurs habituelles, une ulcération cutanée chronique, une hémorrhagie, un flux diarrhoïque, peuvent tout à la fois être entretenus ou ramenés par l'habitude, et répondre à un besoin du système, et cela d'autant plus que l'habitude, comme nous l'avons établi, fait naître le besoin. Cependant ces deux choses peuvent se présenter séparément. On conçoit, par exemple, qu'une fièvre intermittente, de longue durée, entretenue uniquement par l'habitude, puisse épuiser les forces de l'économie, au lieu de lui être profitable, et qu'il y ait lieu, dès lors, à l'arrêter. D'un autre côté, parmi les affections présentées par Raymond sous le titre de maladies qu'il est dangereux de guérir, il en est plusieurs qui n'étaient pas entretenues par l'habitude; mais qu'il importait d'avoir l'habitude d'entretenir dans l'intérêt de la santé. Je citerai comme exemple l'histoire de ce prélat (1) qui avait accoutumé de vomir à jeun des eaux, glaires, phlegmes sans goût et sans couleur,

(1) Raymond, p. 320.

et, sur la fin, quelque peu de bile jaune et amère. Ces vomissements lui étaient devenus nécessaires : pour avoir voulu les suspendre pendant quatre jours, il fut saisi d'un délire violent dont il ne fut délivré que par leur retour ; mais, pour les obtenir, il devait enfoncer un plumasseau dans son gosier. Ils n'étaient donc pas déterminés par l'habitude?... Peut-on considérer comme entretenues par l'habitude ces ulcérations établies et entretenues artificiellement, et qu'il est si facile de supprimer? il ne me le paraît pas ; mais, soit qu'elles satisfassent à une indication, soit que, par leur durée, elles aient introduit dans l'économie une modification devenue nécessaire ; elles méritent d'être respectées. Si cette distinction, que j'essaie d'établir, est fondée, on devra distinguer les maladies entretenues par l'habitude, qui sont sous la dépendance de cet élément morbide (1), dépouillées de toute utilité pour l'économie, et que, dès lors, on doit se proposer de guérir, des maladies habituelles qui sont l'objet d'un besoin acquis par l'organisme, et qui, tant que ce besoin subsiste, méritent d'être respectées.

Il paraît qu'Érasistrate prenait en considération l'habitude dans le traitement de ceux qui étaient

(1) Voyez F. Bérard, art. élém., dict. des sc. méd.

sujets à des évacuations. Galien, au contraire, rattachait celles-ci à l'altération des humeurs.

Sans doute les excrétions morbides habituelles sont fréquemment liées à l'existence d'une diathèse, au vice d'une fonction, à une altération des fluides et des solides du système. On peut les considérer alors comme une voie ouverte à l'expulsion des produits organiques dont la présence au sein de l'économie serait nuisible. Mais, dans ces cas même, l'habitude ne laisse pas d'exercer son influence. Une fois que, dans l'accomplissement d'une synergie éliminatrice, les forces ont pris une direction, observé un mode et une époque d'activité, elles ont posé le principe d'une habitude qui a dû nécessairement s'accroître par sa durée. Ainsi il faut reconnaître que la nature de l'excrétion, le lieu dans lequel elle s'opère, le temps auquel elle s'accomplit, sont réglés par l'habitude. Celle-ci est quelquefois si impérieuse à cet égard, qu'elle ne se prête qu'avec peine au changement. Un exemple assez remarquable dans Raymond (1), qui le rapporte d'après Nicolas Pechlin, c'est l'histoire d'un jeune garçon qui voulut faire fermer des ulcères qu'il portait aux pieds; mais, quatorze jours après qu'on y eut réussi, il

(1) Pag. 176.

fut saisi d'une épilepsie périodique dont les attaques revenaient chaque jour. Il fut saigné ; on lui appliqua des vésicatoires derrière les oreilles ; il fut bien purgé ; on lui donna des potions spiritueuses et céphaliques, etc. ; mais rien ne diminua ni ne retarda les attaques ; elles revinrent pendant quatorze jours de la même façon, sur la fin desquels on eut quelque espérance, en ce qu'on vit revenir le malade peu à peu par des sueurs fort longues et copieuses. Cependant, comme le retour de sa santé n'était pas assuré, on lui ouvrit deux cautères, un à chaque pied, par le moyen desquels il fut entièrement rétabli.

III. Mais ces excrétions, qu'il est dangereux d'arrêter, qu'on peut considérer comme des mouvements éliminateurs, dépuratoires, quand on les rattache à l'existence d'une altération humorale, peuvent être comparées à des crises, incomplètes à la vérité, et, sous un certain rapport, prophylactiques, dont la nature se sert pour prévenir de plus grands maux.

Si donc l'habitude exerce sur elle son influence, elle ne saurait manquer d'en avoir sur les crises dans les maladies aiguës. Celles-ci se font, en effet, le plus communément par des évacuations auxquelles les sujets sont le plus accoutumés. Elles ont lieu par les selles pour ceux qui sont sujets aux flux, par les sueurs chez ceux qui en éprouvent habituellement.

En étudiant les effets que l'habitude produit chez ceux qui sont fréquemment malades, j'ai indiqué dans quel cas et comment elle peut assurer l'accomplissement des crises.

Mais, d'un autre côté, les maladies qui reviennent à des intervalles toujours plus courts, et avec des redoublements toujours plus forts, pénètrent peu à peu si intimement toute la constitution, qu'elles finissent par être autant d'habitudes profondes que rien ne peut vaincre ni surmonter (1). Les fluxions catarrhales, les douleurs rhumatiques, les inflammations lentes, les mouvements d'excrétions, les engorgements, les flux, les spasmes, les hémorrhagies, etc., quand ils sont l'effet d'une disposition établie et fortifiée par l'habitude des mêmes affections, sont susceptibles d'être dans ce cas. L'influence de l'habitude sur les maladies qui dépendent d'une altération vitale est si propre à les rendre incurables, enseigne Dumas, que les meilleurs traitements ne peuvent dissiper ces maladies quand elles sont devenues habituelles. On a beau les combattre, on ne fait que changer leur forme, leurs symptômes,

(1) Dumas, maladies chroniques, tom. II, pag. 299 et suiv.

leur siége : on les voit se cacher un moment, et reparaître sous le voile des affections qui ont le moins de rapport avec elles, preuve évidente de leur tenacité et de leur résistance.

Faire dans certains cas que la maladie soit plus supportable et sa terminaison mieux assurée; ajouter dans d'autres à sa gravité, et finir même par la rendre incurable, ce sont là des effets tout opposés, et qui seraient contradictoires s'ils ne trouvaient leur explication dans la diversité des circonstances.

De l'influence de l'habitude sur les maladies au point de vue de leur traitement.

Envisager l'influence de l'habitude dans ses rapports avec la thérapeutique, c'est se proposer de faire l'application, au traitement des maladies, de toutes les lumières que son étude peut nous fournir. La thérapeutique sera donc ici le centre autour duquel j'essaierai de faire converger tout ce que j'ai dit jusqu'à présent, sans avoir égard à l'ordre que j'ai suivi.

Puisqu'il existe des maladies qui, par l'effet de leur durée ou de leurs fréquents retours, finissent par devenir nécessaires à l'économie, il importe, avant tout, de s'assurer si celle qu'on est appelé à traiter se trouve dans cette catégorie. La solution de cette question est difficile pour le médecin, et d'un haut intérêt pour le malade, car celui-ci est dans l'alternative, ou de conserver une maladie dont il pourrait être affranchi ; ou de voir aggraver son état par des tentatives imprudentes. Ici il importe de prendre en considération la durée de la manifestation pathologique, la relation qui existe entre sa nature et les conditions générales du système, son siége, l'incommodité qu'elle entraîne après elle, et surtout l'âge du sujet. Chacun de ces objets mérite d'être apprécié avec soin. Si la maladie, par son siége, sa nature, le peu de retentissement qu'elle détermine dans le reste du corps, est de celles qui causent de faibles inconvénients ; si, d'une autre part, elle s'est longtemps maintenue ou fréquemment reproduite, et a déterminé, par son absence passagère, des accidents plus ou moins graves, il sera prudent de la respecter : il le sera plus encore si elle semble se rattacher à une diathèse, aux conditions générales de l'économie, et surtout si celui qui en est affecté est déjà avancé en âge. C'est alors le cas de se rappeler que les personnes âgées tiennent à leurs habitudes, et qu'elles n'aiment pas le changement. Cette disposition se retrouve dans la direction de leurs mouvements organiques comme dans leur caractère. Il y a plus : dans ce cas, il ne suffit pas de respecter la maladie ; il convient encore de la surveiller, et même, au besoin, de soutenir les actes synergiques qui entrent dans sa composition, comme aussi de la rappeler. Mais si la maladie s'exagère ou si elle se détourne de son siége accoutumé, il est nécessaire de la ramener à la mesure de son intensité régulière et à sa première direction. Enfin, dans les maladies qu'on se propose de respecter, il y a lieu d'avoir égard à leurs effets, et d'en combattre les fâcheux résultats.

Mais au lieu de se prononcer pour la conservation de la maladie, il est possible que le médecin, prenant en considération l'incommodité qu'elle entraîne après elle, les dangers auxquels elle expose, l'âge encore peu avancé du malade, croira devoir tenter de la guérir, bien qu'il la reconnaisse liée à un besoin de l'organisme. Dans ce cas, il ne saurait agir avec trop de prudence et de ménagement. Il se rappellera que l'habitude se perd ordinairement de la même manière qu'elle se forme, et que la désuétude demande aussi du temps pour s'établir. En outre, il aura soin de la préparer s'il y a lieu, en combattant les conditions générales de l'économie auxquelles l'habitude semble correspondre. C'est ainsi que, pour rendre moins nécessaire le retour d'une hémorrhagie, il tentera de corriger la pléthore, le tempérament sanguin, les causes en un mot capables de provoquer sa reproduction.

L'indication que nous venons d'étudier a été tirée de la relation que l'habitude a établie entre la maladie considérée abstractivement et l'organisme, et d'après laquelle il s'est agi de déterminer si la première devait être respectée, ou bien devenir l'objet d'un traitement curateur. Mais, à un autre point de vue, il convient d'étudier l'indication fournie par l'habitude considérée comme affection, élément pathologique, cause de la maladie. Une sage application de la méthode analytique a conduit directement, ou plus souvent par voie d'exclusion, à la détermination de cet élément. Quelles sont les indications auxquelles il donne lieu? Dumas les pose dans les termes suivants. « Les vices de l'habitude se corrigent, ou par l'introduction d'une habitude moins nuisible qui se forme aux dépens de la première et qui peut en distraire la nature, ou par une révolution soudaine, accompagnée d'un trouble général, qui ramène l'ordre naturel en détruisant toutes les habitudes contraires.

On se propose d'introduire une habitude nouvelle, quand on essaie de remplacer l'épistaxis, l'hémoptysie, l'hématémèse par le flux hémorrhoïdal; quand on tente de rompre les fluxions catarrhales habituelles qui se portent sur les organes pulmonaires ou abdominaux, en activant la sécrétion cutanée, et déterminant ainsi des mouvements en sens contraire; quand on s'applique à détourner les congestions qui se dirigent vers la tête, en provoquant la sueur habituelle des pieds, etc... Un changement considérable du climat, du régime, et d'autres circonstances dans la manière de vivre, est encore un moyen d'opérer un changement général de la constitution qui peut mettre fin à des habitudes morbides antérieures ; Cullen fait cette remarque au sujet du traitement de l'épilepsie, quand elle ne dépend que de l'habitude. N'est-ce point par un effet analogue que le changement de localité a l'avantage de faire cesser les fièvres intermittentes devenues habituelles. Ai-je besoin d'ajouter que, d'après la loi établie par Hippocrate, la transition des habitudes acquises aux habitudes nouvelles, doit être en général ménagée de manière à ce que l'économie ne soit pas soumise simultanément à des influences contraires qui, par leur opposition, seraient susceptibles de lui porter une grave atteinte.

On détermine à mes yeux une révolution soudaine, perturbatrice, quand on arrête les accès fébriles par l'administration d'un vomitif peu avant leur invasion, ou par un écart de régime ; quand, à l'aide du vomitif encore, on rompt l'habitude des mouvements qui entretenait la diarrhée ; quand, par l'impression de la frayeur, on arrête le retour de l'épilepsie ou d'autres affections nerveuses.

On a remarqué que, dans les bouleversements causés par la révolution de 1789, beaucoup de femmes avaient été délivrées de leurs maux de nerfs.

L'habitude mérite d'être prise en considération dans le traitement des maladies, même alors qu'elle n'est pas l'élément principal.

Ainsi, lorsque les méthodes naturelles de traitement reçoivent leur application, et qu'il ne s'agit, pour le médecin, que d'aider avec une sage réserve les mouvements spontanés de la maladie, il n'est pas indifférent de connaître à l'avance la direction qu'ils prendront par l'effet de l'habitude qu'ils ont antérieurement contractée, afin de favoriser leur développement, ou du moins de ne les point contrarier. Cette connaissance est encore bien plus précieuse dans les cas où les mouvements judicateurs ne s'établissent pas spontanément, et qu'il y a lieu de les provoquer par la voie des méthodes imitatrices. C'est ainsi que l'habitude des sueurs critiques chez plusieurs malades, celle des hémorrhagies utérines chez quelques femmes, détermine le choix de la partie vers laquelle il importe de diriger les synergies éliminatrices. De même encore, dans les métastases goutteuses, la connaissance du siége habituel de l'attaque fixe le lieu sur lequel il convient d'opérer la révulsion.

En signalant les dangers auxquels expose le brusque changement des habitudes qui, par leur ancienneté, sont devenues nécessaires au maintien de la santé, j'ai posé d'avance la première indication que fournissent les maladies produites par cette cause. Il est clair qu'il importe, avant tout, de faire cesser celle-ci en rétablissant les habitudes qui ont été interrompues, ou bien, quand on n'en a pas le pouvoir, des habitudes analogues. C'est ainsi que les dangers associés à la suppression des hémorrhoïdes peuvent être prévenus ou atténués à l'aide de saignées locales opérées dans le voisinage de leur siége, et que la cicatrisation d'un ulcère naturel, auquel était lié un besoin d'habitude, trouve son correctif dans l'établissement d'un exutoire artificiel. C'est dans le même esprit que le docteur Martin de Lyon, pour prévenir les maladies auxquelles sont exposés les négociants, les militaires et généralement tous ceux qui, après avoir mené une vie très-active, tombent subitement dans le vide d'une existence inoccupée, propose de leur faire contracter des habitudes morales nouvelles qui soient pour eux une autre source d'occupations.

Mais si le maintien de la santé demande la conservation de certaines habitudes, il en est d'autres dont elle réclame la suppression. Parmi celles-ci, quelques-unes lui sont directement contraires et ne méritent aucun ménagement : telle est la masturbation. Une femme était minée par une fièvre hectique rebelle à tous les médicaments ; Ruisch découvrit qu'elle avait accoutumé de rejeter sa salive à mesure qu'elle coulait dans sa bouche ; il eut soin de faire cesser cette habitude, et la malade recouvra la santé (1). Certaines professions peuvent devenir des causes de maladies, soit à cause des agents délétères auxquels elles exposent, soit par suite des positions vicieuses, des mouvements forcés, de l'exercice exagéré d'un organe qu'elles exigent de celui qui les remplit. C'est là une source de renseignements peut-être trop négligée quand on est appelé à soigner un artisan. Ramazzini (2) recommande de comprendre au nombre des questions adressées au malade celle qui concerne sa profession.

Dans le nombre des habitudes contraires à la santé, il en est qui exigent des ménagements et qui ne peuvent être modifiées que par voie de progression graduelle : tels sont, par exemple, les excès dont le vin, le tabac, les aliments, peuvent être l'objet.

Jusqu'à présent, j'ai étudié l'influence de l'ha-

---

(1) Ruisch, *advers. anat. dec.* 2, p. 15.

(2) Traité des maladies des artisans, d'après Ramazzini, par Patissier, p. XVI.

bitude en cherchant la part qu'elle est susceptible de prendre dans la détermination des indications fournies par les maladies. Mais la thérapeutique ne se borne pas à établir les indications, elle s'occupe encore de choisir les moyens propres à les remplir.

Parmi ces moyens, il en est qui sont hygiéniques, et qui concernent le régime observé dans la maladie. Qui ne voit d'entrée l'importance d'avoir égard aux habitudes du malade dans la détermination du régime auquel il doit être soumis? Car, si, en théorie, on distingue la maladie du malade en vue d'une généralisation nécessaire à la science, en pratique, ces deux termes se confondent dans l'homme qui est soumis à nos soins. Or, l'homme n'est pas tellement transformé, quand il est malade, qu'il ne conserve une partie des besoins, je ne dis pas des goûts qu'il éprouvait dans l'état de santé. Il résulte de ces considérations, que si, dans le régime, on doit se guider d'après la nature de la maladie, il convient aussi d'avoir égard aux habitudes contractées par le malade. La règle posée par Hippocrate de tenir compte des choses accoutumées trouve ici son application. Galien la reproduit en examinant dans quels cas on doit administrer aux malades les boissons froides ou chaudes. Van-Swieten (1) la rappelle quand il traite du ré-

(1) Tom. I, p. 285.

gime dans le traitement des plaies. L'habitant de la campagne, fait-il observer, a besoin d'une nourriture substantielle; une médecine prudente doit accorder quelque chose à l'habitude, quoique d'ailleurs cela répugne aux règles de l'art. L'expérience de tous les jours confirme ce précepte.

C'est pourquoi le régime varie, non-seulement suivant les habitudes individuelles, mais encore suivant les peuples et les climats. Au reste, ce n'est pas seulement dans le mode d'alimentation que l'on doit avoir égard aux habitudes du sujet. Cette règle se rapporte à toutes les matières dont l'hygiène s'occupe. L'influence de l'habitude donne l'explication des effets funestes qu'exerce sur quelques individus le séjour dans les hôpitaux.

C'est ici le lieu de rechercher les lumières que l'habitude peut nous fournir dans l'emploi des médicaments.

L'expérience montre qu'elle produit à leur égard des effets analogues à ceux que nous lui avons déjà reconnus. Sous son empire, l'économie se familiarise avec leur action, et devient à leur égard de plus en plus insensible.

Dès lors, il nous est facile de comprendre pourquoi l'économie, habituée à l'usage du vin, du café, du thé, et, chez les Orientaux, de l'opium, doit être plus ou moins privée des bienfaits de leur action thérapeutique, à moins que les doses n'en soient considérablement élevées. Ce défaut de sensibilité peut être porté jusqu'à l'indifférence, même pour les substances les plus délétères. On connaît l'histoire de Mithridate, qui, voulant se dérober à la puissance romaine, ne put trouver la mort dans les poisons auxquels il s'était depuis long-temps habitué, et fut obligé de se faire délivrer de la vie par le glaive.

La connaissance de l'usage que le malade aura fait de substances médicamenteuses aura l'avantage de guider le médecin dans ses choix, suivant le degré d'impression qu'il se propose de déterminer.

L'action des médicaments s'affaiblissant à mesure que leur emploi se prolonge, il résulte de cet effet que, dans le traitement des maladies chroniques, il convient d'élever graduellement les doses, et, de cette façon, on peut introduire, dans l'économie, des quantités considérables de médicaments très-actifs. Le docteur Martin cite le fait d'une fille à laquelle il avait été forcé d'accorder 2 à 3 gros d'opium par jour, dans le but de combattre de violentes crises nerveuses dont elle était affectée. Pour obvier aux effets de l'habitude, on peut, au lieu d'augmenter les doses des médicaments, changer la forme sous laquelle ils sont administrés, ou mieux les remplacer par des médicaments qui sont doués d'une action analogue, ou bien encore en suspendre l'emploi pour laisser à l'économie la liberté de revenir au mode primitif de sa sensibilité. Nous avons vu que l'habitude avait, dans quelques cas, l'avantage de nous familiariser avec la présence de la maladie, et de nous rendre plus habiles à supporter ses attaques. L'habitude produit un effet analogue à l'égard des médicaments. Grâce à elle, nous pouvons nous faire à leur action et en être moins éprouvés. Galien, qui fait cette remarque pour les évacuants, établit une grande différence entre ceux qui en ont contracté ou non l'habitude, quand il s'agit d'en prescrire l'emploi (1).

Il est quelques agents thérapeutiques dont les effets, quand ils sont permanents ou suffisamment répétés, font naître, dans l'économie, une affection qui les rend nécessaires. Tels sont, entre autres, les exutoires, les saignées. C'est ainsi que les saignées et les ulcères artificiels peuvent être comparés aux hémorrhagies et aux ulcères spontanés, parce qu'ils répondent à un besoin analogue. Ainsi nous retrouvons l'habitude, introduite à dessein pour la guérison d'un mal, déterminer la formation d'une autre maladie. C'est ainsi qu'en parcourant le champ de la thérapeutique nous nous trouvons ramené dans celui de l'étiologie. Nous voilà donc revenu à notre point de départ. L'étude de l'habitude nous

(1) Galien, *de arte curativâ, lib. I*, class. 6-96. 13.

a fait parcourir un cercle : il ne faut pas en être surpris ; car elle entre si avant dans tous les modes de notre activité, que, sous quelque point de vue que nous nous envisagions, nous ne saurions manquer d'en constater la présence.

FIN.

www.ingramcontent.com/pod-product-compliance
Ingram Content Group UK Ltd.
Pitfield, Milton Keynes, MK11 3LW, UK
UKHW022141190726
13855UKWH00003B/1276